HISTOIRE

DE

QUELQUES CORPS ÉTRANGERS

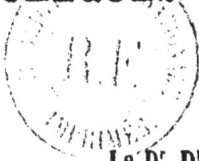

PAR

Le Dr DUBOUSQUET-LABORDERIE

ET

René KLEIN

Etudiant en médecine.

Communication faite à la Société de Médecine et de Chirurgie Pratiques de Paris

SÉANCE DU 1 OCTOBRE 1900

CLERMONT (OISE)

IMPRIMERIE DAIX FRÈRES

3, PLACE SAINT-ANDRÉ, 3

—

1900

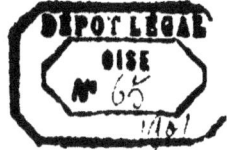

HISTOIRE

DE

QUELQUES CORPS ÉTRANGERS

PAR

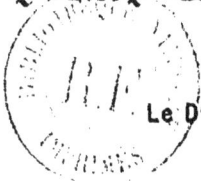

Le D' DUBOUSQUET-LABORDERIE

ET

René KLEIN
Etudiant en médecine.

Je viens vous relater l'histoire de quelques corps étrangers observés par moi et je résume en neuf observations les faits les plus intéressants d'une pratique de 18 ans. Si parmi ces faits plusieurs sont d'observation banale, trois ou quatre méritent l'attention.

Je remercie mon aide, M. René Klein, étudiant en médecine, qui a bien voulu faire pour ce travail quelques recherches bibliographiques.

Je ne veux pas refaire ici l'étude générale des corps étrangers si complexe et si intéressante, ni discuter sur leur définition, adoptant celle de M. Ch. Monod (Corps étrangers, Dictionnaire Dechambre), qui me paraît être celle s'adaptant le mieux à l'immense variété des corps qui peuvent pénétrer dans l'organisme humain. — « Ce sont des substances solides, demi-solides, liquides ou gazeuses, accidentellement introduites dans l'organisme ou appliquées à la surface du corps et nuisant par leur volume, leur forme, leur consistance ou seulement par le simple fait de leur présence, plutôt que par l'action chimique ou vitale qu'elles exercent sur nos tissus. »

Cette définition est à peu près celle des auteurs du Compendium, qui permet de retrancher, à leur exemple, de la classe des corps étrangers, les virus, les venins, et avec nos connaissances actuelles, les vaccins, les toxines, les sérums, etc. Quant à l'histoire des corps étrangers, il faudrait des volumes pour l'exposer depuis les faits observés par les anciens, en passant par l'observation de Bénédictus, citée par Lefort dans son cours de la Faculté de Médecine, où on voit un soldat atteint au ventre d'un coup de lance dont le fer reste dans la plaie et qu'il rend deux mois après par l'anus, sans en être trop incommodé, en continuant par A. Paré et le vieux Larrey, pour arriver de nos jours à la thèse de Mignon (*Paris, 1874*) et à de nombreux auteurs dont l'énumération serait trop longue. Tout ce qu'on peut dire après avoir étudié l'histoire des corps étrangers, c'est que l'organisme humain a parfois pour eux et contre eux une tolérance et une défense surprenantes, et que certains corps étrangers ont dans leur cheminement à travers nos tissus, une bizarrerie d'allure assez déconcertante pour les observateurs.

Les observations que je résume autant que possible, en vous mettant en main tous les corps étrangers qui en font le sujet, sauf un (observation II) ne concernent que des solides introduits dans différentes cavités ou régions et je vous les présente simplement par ordre des dates où il m'a été donné de les observer. Je vous serai reconnaissant d'excuser le ton un peu humoristique de certaines observations qui ne comportent nullement le ton ni le style solennels et qu'avec toute ma bonne volonté du reste, je n'aurais pu y adapter.

OBSERVATION I.

Sifflet avalé par une fillette de 5 ans.

En 1883, une jeune mère affolée conduit chez moi une jolie fillette de 5 ans qui venait d'avaler quelques instants avant un de ces sifflets qu'on met dans certains joujoux et dont, bien entendu, je ne connaissais ni la substance, ni la forme, ni la grosseur. J'étais assez embarrassé, mais la mère qui avait entrevu le sifflet disparaissant dans la bouche de l'enfant et l'enfant elle-même, fort intelligente, me disent qu'il avait été avalé sans aucune douleur, ce qui me fit supposer qu'il n'était pas trop volumineux et je réfléchis qu'étant entré sans douleur il pourrait bien sortir de même soit par en haut, soit par en bas. Du reste, les parents de l'enfant tenaient un magasin où ils vendaient des joujoux, à côté de chez moi, et d'elle-même la mère m'offrit d'y aller chercher séance tenante un joujou analogue à celui d'où l'enfant avait extrait le susdit sifflet. Elle revint me portant un vague oiseau de l'apocalypse, non classé en ornithologie, dont je fis l'autopsie immédiate. J'en retirai un sifflet qui me parut bien un peu gros et dont les dentelures me gênaient aussi, mais elles ne débordaient pas le corps du sifflet rond et mousse et j'avais l'espoir que ce corps du sifflet, par sa forme, protégerait l'œsophage de l'enfant de toute lésion dangereuse. Je prescrivis une panade épaisse pour enrober le sifflet et rendre sa sortie moins offensive et un vomitif immédiatement après la panade. Le sifflet que je vous montre, de

12 millimètres de diamètre, absolument analogue à celui retiré par moi du corps du vague oiseau, se trouva dans les vomissements de l'enfant, ce qui évita à la mère l'angoisse parfois longue de sa sortie par l'orifice opposé et à la fillette la lésion possible, mais peu probable, de l'intestin, étant donné la forme et la grosseur du corps étranger.

OBSERVATION II.

Pointe de sabre de 17 centim. de longueur sur 3 cent. 1/2 de largeur, brisée sous la peau de l'avant-bras droit.

En décembre 1885 je suis réveillé dans la nuit par de violents et répétés coups de sonnette. Mon domestique frappe à ma porte pour me réveiller, ce qui était déjà fait, et m'avertit que deux hommes, dont un blessé, désiraient vivement me voir, ce qui ne me surprit nullement, n'ayant que trop entendu les coups de sonnette réitérés et par trop indiscrets. Je descends à peine vêtu à ma porte où il ne faisait pas chaud et me trouve en présence des deux frères M... que je connaissais pour avoir déjà soigné leur famille et qui habitaient à ce moment boulevard de Gennevilliers, dans la plaine de Gennevilliers. Je commence par les recevoir dans un langage qui n'était guère plus académique que mon costume et je dois dire qu'ils furent, eux, d'une politesse exquise et plutôt obséquieuse. Tous deux, surtout l'aîné, le blessé, présentaient les signes et une odeur caractéristiques d'éthylisme manifeste qui ne trompent jamais un médecin. Le blessé me montre sa blessure qui siégeait à 2 ou 3 centimètres au-dessus de l'articulation du poignet droit sur la face antérieure de l'avant-bras. C'était une blessure transversale de 4 à 5 centimètres, une coupure contuse et légèrement déchiquetée d'où s'écoulait fort peu de sang. Pendant que j'examinais la blessure, voici ce que je pus démêler dans la conversation fort décousue des deux hommes. L'aîné, ancien marin, redoutable pour sa force peu commune et redouté dans son quartier à cause d'elle, était rentré ivre chez lui vers 2 heures du matin. Il n'avait pas le vin tendre, encore moins cette nuit qu'ordinairement et il avait gravement menacé son père qui lui adressait de justes remontrances.

Le frère, ivre aussi, mais un peu moins que son aîné, pour défendre son père, avait saisi un vieux sabre appendu dans la chambre et en avait présenté la pointe à l'agresseur qui s'était enferré lui-même, me dirent-ils tous deux. Mais, à leur grande surprise, toute la pointe du sabre avait disparu et dégrisés à moitié ils l'avaient vainement cherchée. Le blessé n'avait rien senti dans son ivresse et sa colère et ce n'est qu'en voyant du sang couler que

les deux frères en avaient justement conclu que cette pointe de
sabre avait dû s'égarer dans quelque partie de l'individu de l'ancien marin, aussi vigoureux qu'ivrogne et anesthésié. Pendant
toute cette conversation je poursuivais mon examen et avais senti
à partir de la blessure au-dessus du poignet, un corps dur, long et
assez large occupant la face antérieure de l'avant-bras et remon-
tant jusqu'au pli du coude où il n'y avait aucune plaie. Ce corps
me paraissait avoir exactement glissé sous la peau dans le tissu
cellulaire sous-cutané sans avoir lésé rien d'important. Avec la
sonde cannelée je sentais bien un frottement métallique un peu au-
dessus de la plaie transversale du poignet, mais il me fut impossible de saisir le corps étranger avec de fortes pinces à mors plats.
Je fis alors une incision perpendiculaire à la plaie transversale,
correspondante au milieu de la lame que je sentais bien entre
mes doigts et ayant à ce moment sous l'œil et la main la base de
ce fragment de lame, je la saisis avec les pinces et fis repasser
toute cette pointe de sabre par la plaie transversale. Cette pointe
mesurait 17 cent. de long sur 3 1/2 de large à sa base ; ce morceau de sabre était entièrement rouillé, la pointe en était émous-
sée ce qui explique la plaie d'entrée contuse et déchiquetée et probablement aussi l'absence de toute plaie un peu au-dessous du
pli du coude, la pointe n'ayant pu aller plus loin. Au point de
cassure il y avait une véritable perte de substance, causée par la
rouille qui avait rongé l'acier, ce qui donne la raison de cette
brisure providentielle.

Je procédai à ma petite opération et au pansement sans que le
patient, très énergique naturellement et aussi très anesthésié par
l'alcool, ait manifesté la moindre douleur, mais au milieu d'une
véritable scène d'attendrissement où le vin me parut jouer un
plus grand rôle que l'amour fraternel.

J'insistai auprès des deux frères pour qu'ils me fissent présent
de ce corps du délit contre mon désintéressement le plus absolu,
mais dans leur attendrissement ils préférèrent garder cette pointe
de sabre familial et leur argent aussi, dont je ne vis jamais la
couleur, malgré les coups de sonnette, la nuit de décembre, mon
intervention et 2 ou 3 pansements consécutifs. Quelques jours
après, mon blessé était absolument guéri, malgré son alcoolisme
et le sabre rouillé appendu dans une pièce dont la propreté n'a-
vait rien de hollandais et où les microbes devaient foisonner.

Dans son cas il y avait eu vraiment un Dieu protecteur des ivro-
gnes !

OBSERVATION III.

Bouton d'oreille incarné dans le lobule.

Il s'agit ici d'une partie de bouton d'oreille complètement incarné dans le lobule, et de Saint-Germain (*Chirurgie des enfants*

Lauwereyns, 1884 cite un cas analogue qu'il explique ainsi :
« La mode, il y a quelques années, a été de substituer aux pendants d'oreilles classiques auxquels on reprochait de filer, suivant l'expression vulgaire, c'est-à-dire d'allonger la fente prati-
quée dans le lobule, jusqu'à section complète du lobule lui-même,
des boutons métalliques qui, faisant saillie à la partie externe du
lobule, étaient reliés par une petite tigelle en pas de vis traversant le lobule de part en part, à un petit écrou appliqué à la partie
interne du lobule et se rapprochant à volonté jusqu'à constriction
suffisante; mais cette constriction détermine souvent une inflammation assez vive, d'où travail ulcératif et incarnation possible. »

En 1885, une mère me mène sa jeune fille de 15 ans, me ra-
conte que depuis plus de deux ans, elle avait substitué à des
pendants d'oreilles ordinaires qui filaient et menaçaient de cou-
per le lobule, des boutons d'oreilles, et que dix mois environ avant
le jour où je vois la jeune fille, sa fille s'était aperçue que l'écrou
intérieur avait disparu, mais que le reste du bouton tenant toujours et ne gênant pas, elle l'avait gardé. Comme la cliente de
Saint-Germain, la jeune fille avait subi sans en être incommodée
le travail ulcératif dont il parle et peu à peu ce qui restait du
bouton d'oreille s'était complètement incarné.

À l'examen le lobule présente une tumeur l'occupant presqu'entièrement, légèrement douloureuse depuis quelques jours à la
pression et pendant le décubitus latéral, la tête appuyée sur le
lit. Cette tumeur est dure, résistante, inégale ; la fente lobulaire
externe est encore visible et il s'en écoule à la pression une gout-
telette de pus, mais à la partie interne du lobule, c'est à peine s'il
reste trace de la fente lobulaire.

La partie incarnée me paraissant assez volumineuse, je cherchai
à éviter à la jeune fille une cicatrice trop visible à la partie externe
de son lobule. Après anesthésie locale à la glace, je pratiquai à la
partie interne du lobule une incision cruciale assez large pour ne
pas être gêné et passai mon bistouri tout autour de la partie métallique que je sentais à sa pointe, ce qui ne fut pas très facile et indo-
lore en raison de la dentelure que présente cette partie métallique
dont vous voyez la tigelle brisée au niveau du pas de vis.

Cette petite opération ne fut pas sans quelque peine pour moi,
ni sans douleur pour la patiente, qui jura, mais un peu tard, qu'elle
ne porterait plus jamais, ni pendants d'oreilles classiques, ni boutons modernes.

OBSERVATION IV.

*Procédé de refoulement dans le cas de certains corps étrangers des
narines.*

De tous les corps étrangers introduits par les enfants dans les
cavités naturelles, nez, oreilles, bouche, les plus fréquents sont

sans conteste, ceux du nez comme cailloux, haricots, pois, noyaux, boutons, etc. Une fois introduits, les enfants cherchent à les extraire et ne font que les enfoncer davantage ; de plus, la peur d'être grondés les empêche d'avouer, de telle sorte que lorsque le médecin les voit, il éprouve souvent de réelles difficultés à les en débarrasser, en raison de l'enfoncement, de l'irritation et du gonflement de la muqueuse produits par les tentatives de l'enfant plus encore que par le corps étranger lui-même.

A la fin de juin 1886, on conduit à ma consultation un enfant de 5 ans, qui se plaignait d'avoir mal dans le nez, et avait, depuis 4 à 5 jours, la voix très nasonnée. A mon examen, je constate du jetage par la narine droite, il s'en écoule du muco-pus légèrement odorant. De quoi s'agit-il ? D'une rhinite ulcéreuse, de fausses membranes, d'un ozène ? En écartant l'orifice de la narine, j'aperçois la muqueuse rouge, excoriée, boursouflée et au moyen du spéculum nasi, je vois en haut et en arrière un corps jaunâtre qu'avec un stylet je sens dur et résistant et que je ne peux mobiliser. A ce moment je presse l'enfant de questions, et il m'avoue qu'il croit bien s'être introduit il y a quelques jours un noyau de cerise dans la narine. Au moyen d'une pince fine à mors plats je cherche à extraire le corps étranger, mais la muqueuse sous-jacente irritée et gonflée semble l'enchâsser, et je n'arriverai pas à l'extraire ainsi sans lésions plus considérables de la muqueuse déjà très enflammée. Je me souviens alors du procédé de refoulement si souvent employé par de Saint-Germain. Au moyen d'une sonde de femme qui n'offre aucun danger pour la muqueuse dans ces sortes d'exploration à cause de son bout arrondi et dont le calibre est assez considérable pour obturer à peu près la narine et refouler le corps étranger sans passer à côté, je pousse ce corps étranger sans violence en recommandant à l'enfant de le cracher dès qu'il le sentira tomber dans son pharynx. Le corps étranger, ce noyau de cerise, assez fortement fixé, résista un peu, mais fut refoulé dans le pharynx et de là tomba dans ma main.

On a objecté à cette manœuvre que le corps étranger peut se tromper de route et tomber dans le larynx. La chose est théoriquement possible, mais de Saint-Germain ne connaît pas un seul exemple de ce genre, et lui-même s'est servi maintes fois du procédé sans aucun accident.

En passant, je citerai un cas où il s'agissait d'un petit caillou introduit, par un enfant de 4 ans, dans une de ses narines et qu'il me fut impossible d'extraire soit par l'orifice de la narine, soit par refoulement. Je poussai très fortement des injections d'eau tiède dans l'autre narine, et je pus ainsi débarrasser l'enfant par *cette vis à tergo* qui réussit presque toujours, à moins que la muqueuse sous-jacente ne soit trop irritée et boursouflée et s'oppose à la sortie du corps étranger. Je rappellerai aussi le procédé du crochet de dame en cas de bouton enfoncé dans les narines, qui consiste à introduire la pointe du crochet dans un des trous du bouton, et à l'attirer doucement vers l'orifice de la narine.

OBSERVATION V.

Épingle de 6 centimètres extraite de la vessie d'une jeune fille.

En janvier 1889, je suis appelé un matin vers 10 heures, d'une façon très pressante, par une famille de mes clients, auprès de leur jeune fille de 19 ans, qui ressentait de vives douleurs dans le bas-ventre et urinait du sang. J'avais donné mes soins fort souvent à cette jeune fille et l'avais vue plusieurs fois quelques semaines avant pour une assez violente bronchite, et la soudaineté des accidents, qui ne remontaient qu'à 3 ou 4 heures, m'intriguait assez vivement.

La jeune fille était vierge, en tant qu'hymen, mais au moral elle était moins qu'une demi-vierge. En raison de son hymen, mon examen ne laissa pas que d'être embarrassé et embarrassant. Enfin, après un examen extérieur aussi complet que possible et sachant que :

Chaque âge a ses plaisirs, son esprit et ses mœurs, et même ses corps étrangers de prédilection, comme nous l'avait appris notre maître le Dr de St Germain, j'interrogeai discrètement la jeune fille dans ce sens, d'autant plus discrètement que la présence des parents nous gênait autant l'un que l'autre ; mais, d'un autre côté, comme tout mauvais cas est niable, j'en fus pour mes frais d'interrogation. Il fallait cependant savoir au juste ce dont il s'agissait, et non sans peine je décidai la patiente et les parents à un cathétérisme explorateur. Mais la jeune fille souffrait et il fallut bien se décider.

J'introduis la sonde métallique de femme et après quelques recherches très doucement menées, ma sonde rencontre un corps dur qui me donne assez nettement la sensation d'un corps métallique fort peu mobile. En cherchant à le mobiliser la patiente accuse de la douleur et j'en conclus que je dois avoir affaire à un corps pointu dont la pointe a dû se fixer dans quelque point de la paroi vésicale, ce qui m'explique l'hématurie.

J'envoie immédiatement chercher mon ami le Dr Malécot, notre regretté collègue qui, sous chloroforme, pratique la dilatation de l'urètre et retire, non sans grandes difficultés, l'épingle *à grosse tête ronde d'environ 6 centimètres* que je vous présente. Lavages antiseptiques de la vessie, pas de suites opératoires graves, sauf une incontinence d'urine qui a persisté 2 ou 3 mois et qui a fini par céder au temps et à l'électricité.

Pour expliquer à la famille la pénétration très insolite de cette

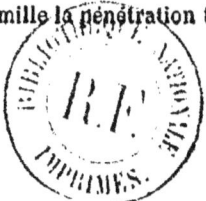

épingle dans la vessie, il fut convenu avec la jeune fille fort pe-
naude que l'épingle piquée sur son lit avait pénétré fortuitement
dans le méat et de là dans la vessie, accident très rare, mais possible, puisque cela lui était arrivé ! Tout ne se borna pas là : la
jeune fille présentait un hymen annulaire à orifice très étroit qui
avait été assez malmené dans nos manœuvres, d'où certificat éta-
blissant que son hymen avait été maltraité non par Venus ou
Eros, mais par Esculape.

Elle s'est mariée depuis, a même eu un enfant, et me dit un
jour que son mari ne s'étant aperçu de rien, elle n'avait pas cru
devoir lui montrer notre certificat qu'elle n'avait pas gardé comme
une relique de famille.

OBSERVATION VI.

*Fragment de canule de 4 centimètres avalé par un enfant de 4 ans 1/2
et rendu par l'anus 72 heures après.*

En décembre 1891, j'avais trachéotomisé l'enfant M., rue de la
Chapelle, à Saint-Ouen, pour le croup ayant suivi une angine
diphthéritique. Le 7e jour, la canule enlevée, tout allait bien, l'enfant s'alimentait à souhait, mais il y avait encore quelques reli-
quats de fausses membranes sur les amygdales et, suivant mon
habitude, en pareil cas, je faisais continuer nuit et jour les lavages de la gorge. J'avais vu l'enfant dans la soirée du 20 décembre
et je le considérais comme en excellente voie, lorsque le 21 décembre, on vient me chercher à 6 heures du matin, parce que l'enfant
une heure avant, avait avalé la moitié d'une canule à irrigation ;
voici ce qui s'était passé : dans la nuit on avait égaré la canule
forte et résistante dont on se servait depuis le début de la maladie
et on y avait substitué cette canule en deux morceaux que je vous
présente. L'enfant, très vigoureux, et fort difficile à soigner, l'a-
vait brisée entre ses dents et en avait avalé toute la partie intra-
buccale, c'est-à-dire un peu plus que la moitié, soit un peu moins
de 4 centimètres. Très perplexe, mais aussi un peu sceptique, je
fais chercher le fragment absent qu'on ne trouve pas et je suis
bien obligé de me rendre à l'affirmation et à la conviction de l'en-
tourage. A ce moment, on ne parlait pas de laparotomie autant
qu'à notre époque et l'idée d'aller à la recherche de ce corps étranger ne vint qu'effleurer mon esprit. Très inquiet cependant, à
cause de la longueur du morceau avalé et de son bout très aigu et
fort irrégulier, comme me le démontrait le fragment restant ou
extra-buccal, j'avais porté un pronostic réservé, espérant quand
même que le fragment suivrait le tube digestif sans changer de
position, et le parcourrait sans dommages. Je m'abstins de toute

médication et recommandai de garder toutes les selles de l'enfant. A la grande joie des parents comme à la mienne, 72 heures après, l'enfant rendait le malencontreux et dangereux fragment, échappant ainsi à la diphtérie, au croup, à la trachéotomie et à une péritonite par perforation en somme fort possible.

OBSERVATION VII.

Très gros calcul de l'amygdale rendu spontanément.

Je vous présente le moulage d'un calcul amygdalien, probablement un des plus gros qui existent d'après nos recherches, et qui a fait l'objet d'une communication à l'Académie de Médecine, en collaboration avec mon excellent ami, le Dr Combes. (*Ac. de méd.*, mai 1895, *Tribune médicale*, et *Bulletin général de thérapeutique*, 1895.)

Le 13 janvier 1895, je suis appelé auprès du jeune V... (Louis), âgé de 15 ans, élève d'un lycée de Paris, d'où il avait été renvoyé la veille, sur l'avis du médecin du lycée, pour un très léger mal de gorge, occasionné par la présence dans une amygdale d'une concrétion pierreuse dont l'extraction demandait une intervention.

Au moment de mon examen l'amygdale gauche présente le volume d'une grosse noix. Elle est distendue par un corps dur dont on voit un peu de la surface large comme une lentille environ à la partie interne et moyenne de l'amygdale. A cette région le tissu amygdalien comme rongé présente une perte de substance qui permet de voir la surface blanchâtre du calcul et d'en détacher en grattant de petits fragments avec l'ongle et la sonde cannelée. En avant et à la partie interne on se rend parfaitement compte que le tissu de l'amygdale est complètement distendu et qu'une très mince couche de ce tissu recouvre la concrétion. En arrière la couche paraît beaucoup plus épaisse. Les petits fragments détachés sont blancs friables, mais on ne peut ni avec le doigt, ni avec la sonde cannelée, mobiliser le calcul qui semble très solidement enchâssé. Il n'y a pas la moindre inflammation, pas de rougeur, et c'est à peine si depuis 4 à 5 jours, le jeune homme souffre pendant la déglutition. Pour assurer la désinfection de la cavité buccale avant l'intervention je prescris un gargarisme antiseptique très fréquent et aussi dans l'espoir peu motivé du reste que le calcul sera expulsé comme cela arrive souvent à la suite des quelques efforts que nécessite l'action de se gargariser. Après 3 ou 4 heures pendant lesquelles le jeune homme s'était très fréquemment gargarisé, le calcul est rendu spontanément. La grosse cavité laissée par lui fut régularisée et cautérisée au galvano-cautère par mon ami le Dr Combes.

D'après l'analyse faite par M. le Dr Berlioz, ce calcul desséché pesait 3 gram. 15, avait le volume d'une petite noix, plus long que large. Son plus grand diamètre mesure 22 millim. ; il est blanc, à surface lisse et à peu près régulière, sauf à une des faces qui est rugueuse, irrégulière, avec les dépressions, correspondant à la surface d'implantation. Afin d'y rechercher un noyau, ce calcul a été sectionné en deux parties égales. Sur la coupe on aperçoit, un peu en haut et à gauche, une petite cavité peu profonde qui représente très probablement le point de départ de ce calcul. Au début elle a dû être remplie par le noyau ou plutôt par la substance qui a servi de noyau.

Au moment de l'analyse on n'y trouva que des débris de sels calcaires et magnésiens. La zone qui entoure cette cavité est moins dense que vers la périphérie.

L'analyse chimique a donné les chiffres suivants rapportés à 100 :

Eau..	3 gr. 9
Matières organiques.........................	19 — 00
Phosphate de chaux	48 — 76
— de magnésie...................	22 — 88
Carbonate de chaux..........................	5 — 46
Fer...	traces appréciables

Je n'insisterai pas, ce qui serait trop long, sur quelques points intéressants de cette observation :

1° Très gros volume de ce calcul et la tolérance avec laquelle il a été supporté malgré son volume.

2° Pathogénie des concrétions de l'amygdale.

Vous trouverez ces différentes questions développées dans notre travail en collaboration avec le Dr Combes et dont j'ai l'honneur de vous remettre quelques exemplaires.

En raison de la définition des corps étrangers donnée au début de *mon travail*, j'ai hésité à faire entrer dans mon cadre l'histoire de ce calcul amygdalien, les calculs ne faisant pas partie de cette définition. Mais que l'on compare, disent les auteurs du compendium, aux corps venus de l'extérieur, certaines substances plus ou moins solides appartenant ou ayant appartenu à l'organisme, concrétions articulaires, calculs, cristallin passé dans la chambre antérieure, polypes à pédicules rompus, débris de fœtus, vers intestinaux, à la bonne heure, le rapprochement n'a rien de trop forcé et se conçoit malgré les différences qui existent entre ces corps. Souvent ces productions jouent absolument le rôle de corps étrangers, et il est bien difficile de les distinguer des corps étrangers proprement dits. (*Corps étrangers. Dict. Dechambre-Monod.*)

Observation VIII.

Fragment d'arête resté 7 mois dans l'articulation de la 1re et de la 2e phalanges de l'index droit.

En 1897, se présente à ma consultation, une de mes clientes, Madame A..., couturière à Paris, pour un mal de doigt survenu depuis 7 à 8 jours, me dit-elle, à la suite d'une piqûre par arête de poisson. En préparant du poisson, elle s'était piquée très douloureusement et à partir de ce moment, le doigt était devenu très rouge, très gonflé et était resté fort douloureux. Je constate une tuméfaction très évidente de tout le doigt index droit, mais le gonflement et la douleur sont manifestement plus sensibles au niveau de l'articulation phalango-phalanginienne, où je ne perçois cependant, malgré mes recherches, aucun point de fluctuation, ni mobilité anormale, ni frottement. En raison du siège du mal et de la profession de la blessée, je recommande un traitement et une surveillance assidus, avertissant la blessée qu'il me paraissait y avoir là une menace articulaire pouvant mettre son doigt en danger. Quelques jours après, le gonflement et la douleur avaient beaucoup diminué, mais le gonflement siégeait toujours au niveau de l'articulation et en imprimant à la 1re et la 2e phalange un mouvement en sens inverse, je sentais nettement de la mobilité anormale et le frottement caractéristique d'une dénudation des têtes osseuses. C'était donc bien une arthrite. Réserves formelles de ma part sur le sort et le fonctionnement ultérieurs de ce doigt si nécessaire en sa profession, mais je conseille de patienter. Cette dame, très inquiète, va consulter un chirurgien sans me prévenir, qui conseille l'amputation et elle me revient navrée, m'avouant son infidélité. Je persiste à lui recommander l'abstention d'un traitement aussi radical, ce dont elle me parut alors fort reconnaissante. Pointes de feu légères et répétées, immobilisation dans une gouttière de gutta-percha, compresses antiseptiques et compression. Peu à peu le frottement des têtes osseuses diminue et disparait : trois mois après la blessée allait fort bien, ayant gardé l'articulation un peu raide, mais pouvant s'en servir. Plus tard encore son doigt devenait d'un usage de plus en plus convenable, inespéré par elle et par moi. Sept mois après sa piqûre, elle revint me voir pour un petit abcès qui s'était formé sans grande douleur sur le côté interne de l'articulation phalango-phalanginienne de son index droit. J'incise l'abcès et éprouve sous la pointe de mon bistouri une très légère sensation de frottement : avec une pince fine je vais à la recherche de ce qui frotte et retire ce fragment d'arête.

La morale de cette observation est qu'il ne faut pas se presser d'interventions par trop radicales dans les plaies articulaires, surtout des articulations des doigts, et qu'il ne faut les pratiquer que s'il y avait menace d'accidents généraux ou en cas d'impossibilité d'arriver à une guérison convenable sans gêne, ni infirmité persistantes.

OBSERVATION IX.

Epi de graminée avalé dans un mouvement d'inspiration et sorti spontanément par la paroi thoracique.

Le 23 juin 1897, je suis appelé auprès de l'enfant Wind... (Auguste), âgé de 13 ans, 173, boulevard Victor-Hugo, à Saint-Ouen. C'est un enfant ordinairement bien portant que j'ai soigné pour la fièvre typhoïde à l'âge de 10 ans. La veille, dans la journée, il a été pris brusquement de frissons, mais pas du frisson unique et solennel de la pneumonie, d'un point de côté, et il a expectoré des crachats sanguinolents.

Au moment de ma visite, il a le facies vultueux, se plaint d'un point de côté à la partie postérieure du thorax à gauche, à peu près au niveau de la pointe de l'omoplate. Ce n'est pas le point de côté classique de la pneumonie, qui siège plutôt en avant, qui est moins limité, plus vague, car l'enfant avec sa main me fait voir exactement le point que j'indique plus haut. Les crachats sont striés de sang, mais ne sont pas adhérents au vase, ne sont pas ambrés ou marmelade d'abricot comme dans la pneumonie. En cherchant attentivement, je trouve à la percussion, *qui est douloureuse*, une zone de matité à peu près de la largeur de la paume de la main au niveau de la pointe de l'omoplate et seulement sur toute l'étendue de cette zone, à l'auscultation, je perçois de la broncho-égophonie et quelques gros râles sous-crépitants de temps à autre. Aucune modification appréciable dans les vibrations thoraciques.

L'enfant tousse beaucoup ; n'ayant pas de thermomètre, je ne puis prendre la température, qui me paraît élevée, la respiration est de 40, le pouls à 120. Je revois le malade le lendemain matin 24 juin. Même état, mêmes signes à la percussion et à l'auscultation. T. 39°, R. 38. P. 110. Pas d'albumine. Il m'était fort difficile de mettre un nom sur cet état, dont je ne pouvais savoir la nature, mais en raison de la limitation du foyer qui n'a pas augmenté depuis la veille, je fais appliquer un vésicatoire. Quinine, toniques, lait, grogs. Tout marche sans changement notable jusqu'au 26 juin, moment où l'enfant n'a plus de température, qui a baissé brusquement, en même temps que matité, soufles et râles avaient peu près disparu ; ce jour-là, j'entends très nettement des bruits de frottement, mais la douleur persiste et je ne me l'explique pas ?

Le 27 au matin, en examinant la place du vésicatoire, je vois, au centre, une pointe faire saillie, et, la tirant doucement, j'extrais à ma grande surprise, de la paroi thoracique, l'épi que je vous montre.

L'enfant, très surpris aussi, se souvint alors que le 20 juin il était allé se promener aux environs des fortifications, avait mâchonné des épis et que même il avait cru en avaler quelques barbes, car il avait eu des picotements dans la gorge et avait toussé pendant quelques heures. Cet épi était tout imprégné de pus ayant déterminé un abcès sur son passage, ce qui explique la douleur persistante et localisée ressentie par l'enfant.

Peu de jours après, il n'y avait plus comme signes pulmonaires que quelques frottements pleurétiques, qui ont disparu complètement, à leur tour, en peu de temps.

Cette observation vient s'ajouter à celles, peu nombreuses, où un épi avalé dans un moment d'inspiration, prend le chemin de la trachée et des bronches, causant divers accidents. Elle suscite diverses réflexions ; tout corps étranger suivant une loi bien connue en pathologie depuis Hunter, provoque autour de lui une action inflammatoire plus ou moins vive, plus ou moins précoce, plus ou moins dangereuse, mais qui fait très rarement défaut. Elle est parfois immédiate et intense, dans le cas par exemple de corps étranger des paupières où semble manquer, réduite qu'elle est à sa plus simple expression. C'est dans ce dernier cas qu'on observe l'enkystement. Suivant la remarque faite déjà par les plus anciens observateurs, la règle est que tous les corps étrangers tendent par la défense que leur opposent les tissus, à se porter au dehors. Ils se déplacent par *l'absorption progressive* de Hunter, phénomènes que nous nommons actuellement *inflammation ulcérative*. Les épingles, les aiguilles, les corps pointus et acérés de faibles dimensions et sans irrégularités, les épis des graminées ont surtout le singulier et utile privilège de cheminer vers l'extérieur, quelle que soit leur profondeur, parfois en suivant des voies fort détournées.

Les auteurs ont tous remarqué que le poumon était un des organes dont la tolérance était surtout grande, mais dans les cas de substances plus ou moins solides qui y pénètrent par les voies aériennes, le cheminement vers l'extérieur ne s'y fait pas souvent sans offense et sans nombreux jours employés à leur élimination. Dans notre observation c'est le surlendemain de la pénétration par les voies aériennes qu'éclatent les accidents pleuro-pulmonaires qui durent à l'état aigu du 22 au 26 juin, avec sortie du corps étranger à l'extérieur, le 27 juin, c'est-à-dire, 7 jours après son introduction. Le cheminement a été un des plus rapides que notent les observations. Ce n'est pas non plus sans dommage pour le poumon que cheminent ces corps étrangers causant abcès, pneumonies et pleurésies purulentes, suppurations interminables avec hecticité et mort. Dans mon cas, la migration du corps étranger, très rapide, ne donne lieu qu'à un foyer très limité de pleuro-pneumonie purulente, qui, elle aussi, évolue très rapidement vers la guérison.

En résumé, rapidité du cheminement et bénignité des accidents sont remarquables dans cette observation.

J'ai observé bien d'autres cas de corps étrangers, depuis 18 ans, qui ne furent pas tous aussi heureux que ceux que je viens de relater et parmi lesquels j'ai vu plusieurs cas de mort, à la suite de crimes, de tentatives de suicide, d'accidents ou de rixes, par coups de feu ou arme blanche.

Mais, avant de terminer, permettez-moi, en quelques mots, de vous faire l'histoire d'un coup de revolver. Une nuit je fus appelé auprès de la fille M., avenue Michelet, à Saint-Ouen, qui avait reçu, 3 heures avant, de son protecteur, aux environs de la barrière Ornano, un coup de revolver. Cette fille avait les seins volumineux et d'une esthétique assez ferme qui avaient été traversés de part en part et de droite à gauche, par le projectile. Les vêtements, le corset portaient très nettement les orifices d'entrée et de sortie du projectile, qui ne fut pas retrouvé sur la voie publique. Le protecteur avait été arrêté et on avait saisi sur lui un revolver d'assez bonne fabrication, du calibre de 9 mm. L'orifice d'entrée, à droite, suppura longtemps et je finis par en retirer des débris qui me parurent être de l'étoffe du corset.

Discussion

M. LE Dr COURTADE parle d'un corps étranger dans la fosse nasale pour lequel il n'a pas voulu employer la rétropulsion, mais la pince. A l'aide de cette dernière, par une forte traction il ramena un bouchon de 1 centimètre de diamètre et de hauteur égale. La sensation de corps dur qu'il avait éprouvée était due à l'inscrustation provenant d'un séjour de 3 ou 4 années de ce corps étranger dans la cavité précitée.

M. LEVASSORT relate deux cas se rapportant à des corps étrangers retirés : l'un, après vingt années, chez une femme qui s'était introduit un fragment d'aiguille dans un doigt, l'index gauche, et dont il ne retrouva qu'une gangue couleur de rouille enfouie dans une loge fibreuse ; l'autre, chez une enfant de 2 ans 1/2, qui présentait une épingle dans le vagin et dont l'extraction délicate fut faite sous chloroforme.

M. LE PRÉSIDENT fait remarquer que la communication de M. Dubousquet-Laborderie peut amener des innovations dans la recherche des corps étrangers, et déclare qu'on peut espérer beaucoup des moyens d'extraction par les voies naturelles,

chez la femme surtout, avant de recourir à des opérations san-
glantes.

Il cite l'extraction qu'il fit, chez un peintre, d'un pinceau de
la grandeur d'un porte-plume, lequel s'était fixé dans l'œsophage, à la suite d'un faux mouvement exécuté pendant un
badigeonnage de la gorge.

Il rapporte ce fait curieux d'une femme qui vint le trouver
pour se faire extraire de la gorge une pièce de deux dents dé-
pendant du râtelier qu'elle portait. Elle accusait un point
douloureux au niveau de l'œsophage ; on a constaté, en effet,
qu'il persistait souvent un point douloureux dans l'œsophage
après le passage d'un corps étranger ayant produit une sensation pénible en traversant simplement le conduit œsopha-
gien, sans s'y fixer. Il fut convenu qu'elle serait radiogra-
phiée et sondée.

La radiographie ne fit rien apparaître.

Une grosse boule exploratrice fut introduite dans l'œsophage et retirée facilement. Cette dernière opération venait
d'être exécutée lorsque la malade s'écria qu'elle venait d'avaler la 2ᵉ pièce appartenant au râtelier qu'elle avait conservé
dans la bouche.

Il y avait lieu de penser que c'était là le fait d'une illusion
et qu'il n'existait pas plus de corps étranger dans le 1ᵉʳ cas
que dans le 2ᵉ. Cependant, il fallut bien se rendre à l'évidence,
lorsque, quelques jours plus tard, la malade représenta les
2 fragments du râtelier qu'elle avait évacués par la voie rec-
tale.

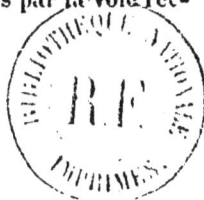

Clermont (Oise). — Imprimerie Daix frères, 3, place Saint-André.

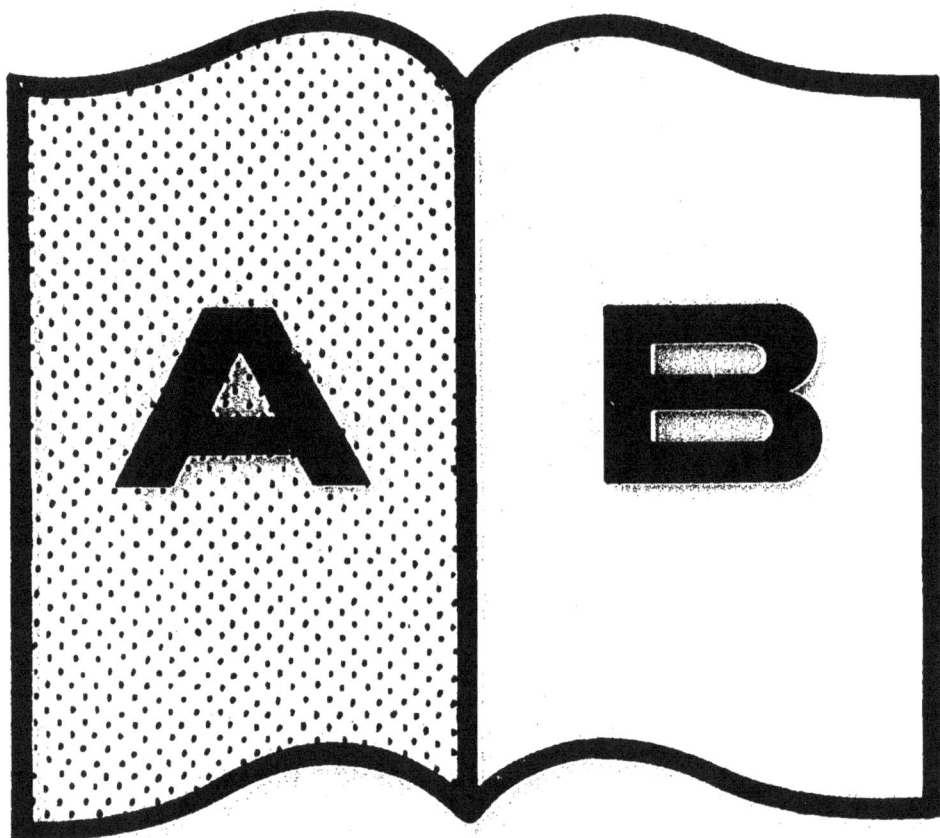

Contraste insuffisant

NF Z 43-120-14

www.ingramcontent.com/pod-product-compliance
Lightning Source LLC
Chambersburg PA
CBHW050404210326
41520CB00020B/6457